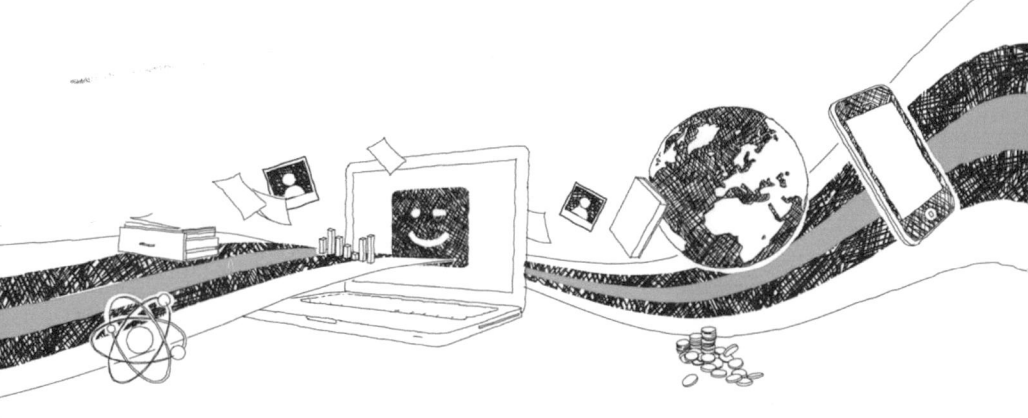
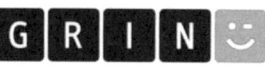

Eberhard W. Eckert

Radioaktivität, Strahlenkrankheit, Diagnose und Naturheilverfahren

GRIN Verlag

Bibliografische Information der Deutschen Nationalbibliothek:

Die Deutsche Bibliothek verzeichnet diese Publikation in der Deutschen National-
bibliografie; detaillierte bibliografische Daten sind im Internet über http://dnb.d-
nb.de/ abrufbar.

Dieses Werk sowie alle darin enthaltenen einzelnen Beiträge und Abbildungen
sind urheberrechtlich geschützt. Jede Verwertung, die nicht ausdrücklich vom
Urheberrechtsschutz zugelassen ist, bedarf der vorherigen Zustimmung des Verla-
ges. Das gilt insbesondere für Vervielfältigungen, Bearbeitungen, Übersetzungen,
Mikroverfilmungen, Auswertungen durch Datenbanken und für die Einspeicherung
und Verarbeitung in elektronische Systeme. Alle Rechte, auch die des auszugsweisen
Nachdrucks, der fotomechanischen Wiedergabe (einschließlich Mikrokopie) sowie
der Auswertung durch Datenbanken oder ähnliche Einrichtungen, vorbehalten.

Impressum:

Copyright © 2011 GRIN Verlag, Open Publishing GmbH
Druck und Bindung: Books on Demand GmbH, Norderstedt Germany
ISBN: 978-3-640-89321-8

Dieses Buch bei GRIN:

http://www.grin.com/de/e-book/170446/radioaktivitaet-strahlenkrankheit-diagnose-
und-naturheilverfahren

GRIN - Your knowledge has value

Der GRIN Verlag publiziert seit 1998 wissenschaftliche Arbeiten von Studenten, Hochschullehrern und anderen Akademikern als eBook und gedrucktes Buch. Die Verlagswebsite www.grin.com ist die ideale Plattform zur Veröffentlichung von Hausarbeiten, Abschlussarbeiten, wissenschaftlichen Aufsätzen, Dissertationen und Fachbüchern.

Besuchen Sie uns im Internet:

http://www.grin.com/

http://www.facebook.com/grincom

http://www.twitter.com/grin_com

Eberhard W. Eckert

Radioaktivität, Strahlenkrankheit, Diagnose und Naturheilverfahren

1. Aufbau der Atome, Periodensystem der Elemente, Isotope

1.1 Atomkern (Protonen, Neutronen) und Atomhülle (Elektronen, Chemische Verbindung) Durchmesser eines Atomkerns um 10 hoch minus 13 cm; Gesamtatom-Durchmesser ca. 10 hoch minus 8. Jedes Element wird durch die Anzahl der Protonen im Atomkern (bzw. der Elektronen in der Hülle) charakterisiert, das bestimmt den Platz im Periodensystem der Elemente. In diesem Periodensystem sind heute weit über 100 Elemente.

Isotope: Elemente, die bei gleichbleibender Protonenzahl verschieden viel Neutronen haben. Neutronen sind ungeladene Masse-Teilchen. Wasserstoff hat z. B. drei Isotope (Wasserstoff, Deuterium, Tritium).

1.2 Manche Isotope sind durch Atomkernzerfall radioaktiv, d.h. sie senden ganz spontan aus

-alpha-Strahlen, d. h. Helium-Atomkerne 2He4

-beta-Strahlen, Elektronen

-gamma-Strahlen, harten Röntgenstrahlen vergleichbar.

Bei alpha- und beta-Strahlern verwandeln sich Isotope in Isotope eines anderen Elements. Beispiel beta-Zerfall: Im Kern wird Neutron n zu Proton p, dabei werden ausgesandt, ausgestrahlt ein Elektron und ein Neutrino (ungeladen).

2. Stabilität von Atomen/Isotopen, Radioaktivität, Halbwertszeit, Strahlenarten

2.1 Stabilität von Atomkernen ist eine Frage der Bindungskräfte zwischen den Kernbausteinen. Es gibt Stoffe/Atome, die natürliche Radioaktivität aufweisen, die von selbst zerfallen.

2.2 Dabei ist die Halbwertszeit eine wichtige Größe. Halbwertszeit ist diejenige Zeit, in der die Hälfte einer großen Ausgangszahl identischer radioaktiver Atomkerne zerfällt. Es gibt Halbwertszeiten von Bruchteilen von Sekunden bis zu Milliarden von Jahren.

3. Radioaktivität wird charakterisiert durch...

3.1 Art der Teilchen/Strahlung, die vom Kern ausgesandt werden (siehe 1.2)

3.2 die Energie, die diese Teilchen haben

3.3 die Halbwertzeit des radioaktiven Zerfalls (siehe 2.2)

1

4. Energie, Kernenergie, Bindungsenergie, Energiefreisetzung, E = m. c²

4.1   Im Atomkern sitzen Protonen und Neutronen dicht gepackt, zusammengehalten durch Kernkräfte; den Neutronen kommt die Rolle eines "Kernkitts" zu.

4.2   Zeichnet man ein Diagramm mit senkrechter Achse (Ordinate, y-Achse) "Mittlere Bindungsenergie pro Nukleon) und waagerechter Achse (Abszisse, x-Achse) "Massenzahl", so zeigt sich, daß mit zunehmender Massenzahl die Bindungsenergie schwächer wird, es kann labile Kerne geben.

4.3   Wird ein schwerer Kern in zwei mittelschwere Kerne gespalten, so wird Energie befreit, weil kleine Kerne eine deutlich größere Bindungsenergie haben als ein großer Kern. Die o. a. bekannte Formel zeigt, daß mit geringer Masse riesige Energien freigesetzt werden können. Das ist für Kraftwerke interessant, das sucht auch das Militär zu nutzen.

5. Kettenreaktion, gebremst und ungebremst

5.1   Aus verschiedenen Gründen benutzt man für die Spaltung eines Atoms hoher Massenzahl Neutronen. Z. B. spaltet <u>ein</u> auftreffendes Neutron ein Uranatom. Dabei werden als Spaltprodukte neue 2...3 Neutronen frei, die spalten jetzt mehrere Atome, es gibt immer mehr Neutronen (="Generationen" von Neutronen). Geeignete Isotope für so etwas sind U235 und Pu239. Die kommen in der Natur vor, sind aber dort so stark mit Anderem vermischt, daß man sie einem Anreicherungsprozeß unterziehen muß.

5.2   Eine wie vor ablaufende Vervielfachungsreaktion nennt man Kettenreaktion. Die kann in extrem kurzen Zeiten (10 hoch minus 8 Sekunden o. ä.!) ablaufen und stellt dann eine nukleare Explosion dar: Ungebremster/ungesteuerter Ablauf, Kernwaffe.

Eine gebremste/gesteuerte Reaktion läuft so ab, daß die Neutronenlawine im Zaum gehalten wird und immer gerade soviel Energie (im wesentlichen Wärme) abgegeben wird, wie man haben möchte. Das ist im Kernreaktor der Fall.

5.3   Ein Kernreaktor ist so konstruiert, daß eine Kettenreaktion wie bei einer Atombombe ausgeschlossen werden kann. Sein Zweck ist Lieferung von Wärme, die Heißdampf für Dampfturbinen-Stromgeneratoren erzeugt. Aber: Der radioaktive Zerfall, die Kernreaktion kann nicht einfach ausgeschaltet werden, deshalb entsteht in jeden Fall Wärme, und zwar große Wärmemengen. Da jedes Material nur eine begrenzte Hitzebeständigkeit aufweist, ist die **Kühlung das A und O** bei einem Kernkraftwerk. Übrigens benötigen auch konventionelle Kraftwerke, sogar die "Erneuerbaren Energien"-Wasserkraftwerke erhebliche Kühlwassermengen !

5.4   Wenn die Kühlung ausfällt, die Wärme nicht abgeleitet werden kann, versagen die Materialien, die die Kernreaktion von der Außenwelt trennen: Radioaktive Stoffe, Spaltprodukte werden dann freigesetzt und den natürlichen Einflüssen wie Wind, Regen, Flora und Fauna überlassen.

6. Biologische Auswirkungen ionisierender Strahlung

6.1   Hochenergetische/elektrisch geladene Teilchen erzeugen Ionen. Hochenergetisch bedeutet bei

Teilchen hohe Geschwindigkeit (vergleiche Teilchenbeschleuniger zur Erzeugung). Das Maß dafür ist "Elektronenvolt, eV". Es veranschaulicht, welche Potentialdifferenz (=Spannung) ein Elektron durchlaufen hat und darin beschleunigt worden ist. Meist benutzt man die Größenordnung Mega-Elektronenvolt, MeV. Bei der Ionisierung gibt es eine Verbindung zur elektromagnetischen Strahlung. Ab einer Frequenzgrenze wird aus der nichtionisierenden elektromagnetischen Strahlung eine ionisierende Strahlung. Das ist etwa im Anschluß an das sichtbare Spektrum der Fall. Die zugehörige Gleichung für die Energie lautet $E = h \cdot f$ wobei h = Planck´sches Wirkungsquantum, f = Frequenz.

Hochenergetische Teilchen/ionisierende Strahlung erzeugen im Gewebe unkontrolliert positive und negative Ionen.

6.2 "Sternschnuppen-Effekt"

Man kann sich einen Durchtritt eines hochenergetischen Teilchens so vorstellen wie eine Sternschnuppe, die einen leuchtenden Schweif in der Atmosphäre erzeugt. Im Gewebe ist der Schweif eine Reihe von Ionen, die da unkontrolliert gebildet werden.

6.3 Teilchenart, Teilchenenergie, Ionendichte

Die Bildung von Ionen im Gewebe hängt von der Teilchenart, Teilchenenergie, Strahlungsintensität, Ionendichte ab. Wir leben in einem Umfeld, in dem wir zeitlebens natürlicher radioaktiver Strahlung aus Erde und Kosmos ausgesetzt sind. Die hat gewiß Einfluß auf unsere Lebensdauer und Krankheiten.

1 MeV-Elektronen verursachen etwa 10 Ionen pro Mikrometer Weg in Wasser. Schwere Teilchen haben eine hohe Ionendichte, 400 ... 130000 Ionen pro Mikrometer Weg in Wasser zur Folge.

Energien über 20 MeV führen zu Paarbildungseffekten, es gibt Elektronen (negativ geladen) und positiv geladene hochenergetische Teilchen (Positronen), beide erzeugen Ionisation. Durch Energiezufuhr entstehen unkontrolliert energiereiche, angeregte Moleküle mit der Folge von Umlagerung chemischer Bindungen. Moleküle können auch gänzlich auseinanderbrechen (große Eiweißmoleküle !). Gamma- und Röntgenquanten erzeugen längs ihrer Bahn Elektronen, letztlich eine Bahnumgebung voller Ionen.

Neutronenstrahlung besteht aus ungeladenen, langsamen oder schnellen Neutronen. Diese können sich an Atomkerne anlagern, im Gewebe radioaktive Isotope bilden, einen mehr oder weniger langfristigen Zerfallsprozeß verursachen.

6.4 Der Mensch ist ein durch und durch elektrisches Wesen

Leben beruht auf Stoffwechsel, auf (Bio-)Chemie. Chemisches Geschehen bedeutet aber Veränderungen in den äußersten Elektronenbahnen der beteiligten Atome, also Quantensprüngen, die in der Energieeinheit "Elektronenvolt (eV)" gemessen werden. Also läßt sich letztlich alles auf Elektrizität zurückführen.

In Lehrbüchern der Physiologie findet sich eine Unmenge von Stoffwechselprozessen mit verschiedenen Ionenarten. In den körpereigenen subzellulären Kraftwerken, den Mitochondrien, laufen Elektronenaustauschprozesse, die extrem schnell und bisher nicht vollständig entschlüsselt sind.

Wenn der Arzt uns die Ergebnisse eines "Großen Labors" vorlegt, gibt es da eine Menge Aussagen zu verschiedenen Ionen und zugehörigen Normbereichen. Man muß sich dabei bewußt sein, daß es sich um eine Momentaufnahme, einen quasi statische Bestandsaufnahme handelt. Die dynamischen Prozesse, die Quantensprünge, vermögen wir nicht zu erfassen und schon garnicht abzubilden.

Aus den gesicherten Angaben zu Körperionen und deren Verteilung wurde ein **Ionenmobile** gezeichnet. Das zeigt besonders eindringlich die empfindlichen Gleichgewichtsverhältnisse im Körper, die von der körpereigenen Regulation (=dem vegetativen Nervensystem) aufrechterhalten werden müssen. Nun erfolgt die Entstehung und Weiterleitung sowie Übertragung von Nervenimpulsen ebenfalls elektrisch, durch Ionen. Folglich kann auch dieses und damit die Regulation gestört werden.

Siehe auch: **"Die 10 Grundsätze der Elektrophysiologie"**

6.5   Wirkung radioaktiver Strahlung in Wasser, Elektrolyten, Gewebe(n)

Wasser, Elektrolyte, wasserhaltiges Gewebe führen zur Bremsung hochenergetischer   Teilchen, ähnlich wie ein Geschoß in einem dichten Medium steckenbleibt. Dabei wird Energie abgegeben, Ionisierung um den Schußkanal herum erzeugt, und zu guter Letzt kann das Geschoß, das Teilchen, irgendwo steckenbleiben, kann sich sogar chemisch mit körpereigenen Bausteinen verbinden - und wird ggfs. weiterstrahlen.

6.6   (Bio-)Chemische Strahlenwirkung im Körpergewebe

Den vorstehenden Ausführungen ist hinzuzufügen, daß durch bestimmte Einwirkungen, z.B. Röntgenstrahlen, ein Stoff wie H_2O_2 entstehen kann, der ein starkes Zellgift darstellt und zur Vergiftung von Innen führt. Es können auch chemische Veränderungen an organischen Verbindungen erfolgen, also ganz anderweitige Verbindungen entstehen, buchstäblich Fremdkörper im Körper. Selbst wenn sie nicht giftig sind, muß die   Regulation zusehen, wie sie mit diesem Zeug fertig wird, es stellt   auf jeden Fall eine Belastung dar. Gefährlich können Genmutationen, sprunghafte Veränderungen des Genmaterials der Zelle werden, weil es eine Erbgutänderung bedeutet, die fatale Folgen haben kann.

Bei Katalysatoren wie Fermenten (Enzymen) kann Aktivierung oder Inaktivierung erfolgen, die Prozesse laufen dann anders ab als von der Natur vorgesehen. Fermentinaktivierung ist besonders schlimm für rasch wachsende Gewebe, d. h. Gewebe mit hoher Zellteilung (="Mausergewebe"). Das sind z. B. Blutbildungszentren im Knochenmark, Lymphgewebe, Keimdrüsen, Embryo.

Ungünstig sind auch sogenannte knochensuchende Radioisotope wie Strontium Sr 90. Einfache zusammenfassende Aussagen sind nicht möglich, weil einzelne Strahlungen/Strahlungsarten quantitativ verschieden wirksam sind, auch noch zeitabhängig. Man hat deshalb neben der physikalischen Dosis auch eine Relative Biologische Wirksamkeit (RBW)   und eine biologische Dosis (rem, alte Einheit; neue Einheit: Sievert) eingeführt; die Einführung neuer Einheiten hat den ohnehin nicht einfachen Durchblick nicht gerade erleichtert.

Die RBW steigt von 1 ...20 in der Reihenfolge gamma-Strahlung, beta-Strahlung, Neutronen (thermisch), Neutronen (schnell), Protonen, alpha-Teilchen.

Zu Schädigungen am Menschen durch Strahlen(dosis) gibt es Tabellen, die komplex sind, weil es mit entscheidend ist, ob die Dosis auf einen Schlag oder zeitverteilt (Dosis-Zeit-Muster !) aufgenommen wird. Die Folgen reichen je nach Dosis und zeitlicher Verteilung von geringfügiger Lebensdauerverkürzung über alle möglichen Strahlenkrankheiten (heilbar... nicht heilbar) bis zum sofortigen Tod.

6.7 Segen oder Fluch: Medizinische Nutzung, Energieerzeugung, Waffen und Sonstiges in Verbindung mit Radioaktivität/Ionisierender Strahlung

Seit ewigen Zeiten wirken kosmische und terrestrische radioaktive Strahlung auf den Menschen. Seit langer Zeit sind radioaktive Heilquellen in Benutzung, obgleich lange Zeit nicht klar war, wie sie eigentlich wirken. Die Erforschung der Radioaktivität bzw. der ionisiernden Strahlung kann gerade auf die Größenordnung von einhundert Jahren zurückblicken. Dennoch hat sie in der medizinischen Nutzung einen Umfang angenommen, der hier nicht einmal exemplarisch dargestellt werden kann; sie stellt für viele Kranke große Hilfe oder sogar die Ultima ratio dar. Man suche in einschlägigen Fachlexika und Kompendien etwa unter "Atom...", "Berufskrankheiten BeKV 2402)", "Bestrahlung...", "Cäsium 134, Cäsium 137...", "Cobalt...", "Dekontamination...", "Halbwertschichtdicke...", "Halbwertzeit...", "Hochenergetische...", "Höhenstrahlung...", "Iod/Jod 128, Jod 131...", "Isotope...", "Kern...", "Kobalt...", "Kontamination...", "Kohlenstoff 14...", "Krebstherapie", "Nuklear...", "Radio...", "Radium...", "Radon...", "RIA (Radio-Immuno-Assay)...", "RIN (Radio-Isotopen-Nephrographie)...", "RIST (Radio-Immuno-Sorbent-Test)...", "Röntgen...", "Schilddrüse...", "Schwerionen...", "Strahlen...", "Szintigramm...", "Verstrahlung...", "X-Strahlen...", "Zerfalls...".

Eine rasch wachsende Weltbevölkerung benötigt immer mehr Energie. Bei abnehmenden fossilen Brennstoffen und angesichts des Ernährungsproblems in der Welt sowie der globalen Erwärmung kann es nur eine Lösung geben: Friedliche Nutzung der Kernkraft als Grundlastkraftwerke für Elektrizität und Wärme, mit realistischen Sicherheitsmaßnahmen und Sicherheitsauflagen, die in allen Punkten dem Anspruch auf fortlaufend höchsten Erkenntnisstand und Spitzentechnologie genügen und sich nicht nach Finanzgesichtspunkten, Ertragsoptimierung, "Politischen Gesichtspunkten" und dgl. richten dürfen.

Seltsamerweise finden die Kritik und die Maßstäbe, die auf unsere Kernkraftwerke zielen, keine Anwendung auf Kernwaffen und damit verbundene Themen. Bei weit über 100 reaktorgetriebenen U-Booten, Überwasserschiffen u.v.a. wird offensichtlich das Risiko des Betriebes (und möglichen Kampfeinsatzes mit Zerstörung, Strahlungsfreisetzung usw.), -die Versorgungs- und Entsorgungskette einschließlich Endlagerung nicht hinterfragt und schon garnicht dagegen protestiert. Auch Proteste gegen die jahrzehntelangen Kernwaffenversuche sind eher als lahm und wirkungslos einzustufen.

Hinweise, wie weit Nukleartechnik auf vielen Gebieten versucht wurde oder schon Alltag ist, findet man im Weltnetz/Internet in den einschlägigen Übersichten oder in Lexika wie "Brockhaus" und militärischen Übersichtswerken oder Raumfahrtkompendien (Raumflugkörper, Satelliten mit "Atomkraftwerken" und Absturzgefahr auf die Erde).

6.8 Strahlenkrankheiten, Akutschäden, Spätschäden, generationenübergreifende Schäden

Wegen der vielfältigen möglichen Ursachen, d. h. welche Strahlung und/oder welche radioaktiven Stoffe sind beteiligt, welche Dosis, Energien und Halbwertzeiten sind im Spiel, ist Inkorporation erfolgt usw. ist eine allgemeine Aussage kaum möglich. Diagnosen, insbesondere "Früherkennung/-abschätzung" müssen sich auf das stützen, was von dritter Seite, von Strahlungsmeßeinrichtungen bekannt ist; kaum eine medizinische Praxis dürfte über hinreichende Strahlungsmeßeinrichtungen und Meß-/Bewertungserfahrung verfügen. Anfangs fühlen sich Betroffene krank/schlapp/schwach/ energielos, Übelkeit, auch Erbrechen treten auf, Nahrungsaufnahme wird verweigert; es kann Augenprobleme/Linsentrübung geben. Bei extremer Bestrahlung zeigen sich Verbrennungs-erscheinungen. Das Befinden kann sich in einer darauffolgenden Latenzphase bessern. Anschließend können schwere Störungen des Gastro-Intestinaltrakts auftreten, Infekte/Fieber, der bekannte Haarausfall beobachtet werden, Geschwürbildungen und Hirnödeme sind möglich. In diesem Stadium ist die Konstitution dafür entscheidend, ob Tod oder (ggfs. lange) Erholung die Folge sind. Spätschäden können als Rückfälle nach Monaten, Jahren, Jahrzehnten auftreten, auch chronisch. Generationenübergreifende Schäden sind bekannt und ausführlich dokumentiert, insbesondere bei den bedauernswerten verstrahlten überlebenden Opfern der Atombombenabwürfe in Japan, dem Massenmord an Zivilisten. Dazu kommen medizinische Überwachungen und Befunde bei Beschäftigten in der Atomindustrie, im Reaktorbetrieb, in einschlägigen militärischen Bereichen, in Strahlen- und Nuklearmedizin, in speziellen technischen Anwendungen, in der Raumfahrt.

Es gibt also einen großen Fundus an Daten und Erfahrungen. Dumpfe Ängste sind nicht angebracht.

6.9   Medizinische Maßnahmen gegen Schäden durch radioaktive Bestrahlung

Abgesehen von der erforderlichen Dekontamination und der Einhaltung von Schutzmaßnahmen für die Behandelnden erfolgt die Behandlung symptomatisch, entsprechend dem Krankheitsbild. Wenn radioaktive Stoffe inkorporiert sind, muß selbstverständlich jede Möglichkeit zur Ausleitung genutzt werden.

7.   Erfahrungen

7.1   Der bewußte Umgang mit radioaktiven Stoffen kann auf wenig mehr als 100 Jahre zurückblicken. Zunächst sah man keine große Gefahr, das galt für Fachleute wie Mme. Curie (die schließlich an Strahlenkrankheit verstarb), das dürfte auch für Conrad Wilhelm Röntgen und seine an ihn anschließenden Nutzerkollegen gelten, von denen eine beachtliche Anzahl Strahlenschäden davontrug. Der Verfasser hat erlebt, wie eine Röntgen-MTA, die bei Dauereinsatz in der Röntgendurchleuchtung nach Schutzkleidung fragte, von ihrem Arzt verlacht und beschieden wurde, sie möge sich hinter ihn stellen, wenn sie Angst vor Strahlung habe. Betrachtet man die "Grenzwerte der jährlichen Äquivalentdosis (in cSv) im Zeitverlauf von 1896 bis heute, dann gab es bis 1925 überhaupt keine Grenzwerte, dann waren es 160 cSv (ZentiSievert), und heute ist man nach einer Serie von Absenkungen bei unter 10 cSv angekommen.

Von Anfang an wurden bei der Kernenergietechnik hohe Sicherheitsstandards eingerichtet, weil man sich der ungeheuren Energien und der möglichen gewaltigen Schäden durchaus bewußt war (Hiroshima und Nagasaki !). Dabei kann eine Verseuchung der Umgebung eines AKW wesentlich schwerer, langwieriger sein als bei einer Atombombe, deren radioaktive Folgen rascher abklingen. Bereits in den 1950iger

Jahren gab es Übersichten über bis dahin aufgetretene Unfälle (Lit. 10.15.). Die verliefen im Wesentlichen harmlos. Es stimmt allerdings bedenklich, daß als Hauptursache Fehler in der Bedienung, der Faktor Mensch, ausgemacht wurden.

Natürlich hat sich seit damals vieles verändert, Rechner/Computer mit viel Redundanz überwachen, steuern, regeln selbsttätig bzw. unterstützen den Menschen. Aber alle Redundanz hilft nichts, wenn übergeordnete Ereignisse wie am 11. März 2011 in Japan alle Kühlmöglichkeiten ausfallen. Man wird zur Verringerung des Restrisikos also verstärkt über das Undenkbare nachdenken müssen und dann primär **technische** Lösungen zu schaffen haben.

7.2 Feuer als Analogie. Die Handhabung und Nutzung des Feuers war eine der ganz großen Entwicklungen in der Menschheitsgeschichte. Je größer das Eigentum und je höher die Siedlungsdichte wurden, desto größer wurde die Gefahr.Es gibt keinen größeren Ort, in dessen Annalen nicht Feuersbrünste vorkommen. Wurde deshalb die Nutzung des Feuers abgeschafft ? Man hat technische (Feuerstättenverordnung, Bauweisen, Feuermelder, Löschanlagen,...) und organisatorische (Genehmigungsverfahren, Schornsteinfeger, Feuerwehr, ...) Maßnahmen getroffen, und hochentwickelte Länder mit großen Ballungsräumen leben mit zahllosen Gefahrenquellen solcher Art ganz gut, trotz gelegentlicher Unfälle und Katastrophen.

Das kann mit dem nuklearen Feuer im Prinzip nicht anders sein. Technische und organisatorische Maßnahmen sind optimal zu gestalten, und wer mit viel Energieverbrauch gut und bequem leben will, muß ein gewisses Risiko akzeptieren; im Leben gibt es nichts umsonst.

8. Naturheilverfahren

8.1 Naturheilverfahren stammen aus Zeiten ohne menschenverursachte Radioaktivität. Oder, wie es ein (offensichtlich bereits geschädigter) Bonner Medizinprofessor auszudrücken beliebte, aus einer "Vorwissenschaftlichen Zeit". Sie entstanden aber mangels Detailkenntnissen und Meßmöglichkeiten aus Versuch und (im Zweifelsfall sogar mit dem Leben zu bezahlenden) Irrtum, zwangsläufig also ganzheitlich. Diese Erfahrungsheilkunde mußte sich notwendigerweise an Erscheinungen, also diagnostisch verwertbaren äußerlichen Merkmalen und individuellem Hintergrundwissen orientieren, die endogenen Ursachen und Mechanismen blieben ihr weitgehend verborgen.

Demgegenüber setzte und setzt die naturwissenschaftliche Medizin auf Ursachenforschung und Ablaufmechanismen und/oder statistisch plausibel gesicherte Daten, auch das kann grundsätzlich nicht verkehrt sein.

Im Fall von Radioaktivität-Folgen und Strahlenkrankheit ist es sogar unabdingbar. Und da ist es nach den vorstehenden Ausführungen in jedem Fall eine **ganzheitliche** Angelegenheit.

8.2 Wie können alte Naturheilverfahren gegen neue Gesundheitsgefahren helfen ?

Sind einmal die Ursache(n) und die endogenen Ablaufmechanismen geklärt, steht auch der Weg für die Anwendung erfolgversprechender Naturheilverfahren offen.

Primär geht es um körperliche und mentale Kräftigung, Ausleitung, Entlastung von bestimmten

Funktionen (z.B. schwerverdaulicher Nahrung), Stimulation, Substitution, Gegenwirkungen, Wiedergewinnung natürlicher Regulation und Rhythmen. Zu diesen Begriffen haben faktenbasierte Naturheilverfahren eine Menge zu bieten.

8.3   Naturheilverfahren, Naturwissenschaft und Hochtechnologie müssen keine Gegensätze sein.

In diesem Sinn müssen Naturheilverfahren auf ihre naturwissenschaftlich-medizinische Substanz hin untersucht werden: Das ist etwas, was die Schulmedizin mit gewissem Hochmut und Arroganz häufig ablehnt; was die "Alternativen/Komplementären" ebenfalls nicht selten vehement zurückweisen (warum eigentlich, wenn sie sich ihrer Sache sicher sind ?), und was dann zur "Bewertung" eher zweifelhaften Experten wie von der Stiftung Warentest überlassen bleibt. Auf der Strecke bleiben die Vernunft, Möglichkeiten zur Kosteneinsparung im Gesundheitswesen und Fortschritte in Prävention, Diagnose, Therapie, Rehabilitation und Palliativmedizin; ebenso die Möglichkeiten, international Schrittmacher zu sein und exportfähige Produkte zu erzeugen bzw. innovative   Verfahren in eigenen Einrichtungen wie Kliniken und Heilbädern auch einer internationalen Klientel anzubieten.

9.   Dummheit, Angst, Ungewißheit, Manipulation, Politik, Zukunftsszenarien - und Folgen.

Es gibt ein interessantes Buch mit dem Titel "Dummheit in der Geschichte der Menschheit". Die Deutschen kommen darin nicht besonders gut weg. Die Haltung zur friedlichen Nutzung der Atomenergie liefert gewiß Material dazu, denn diese ungeheure Zusammenballung an Unwissenheit, Ideologie, Verbohrtheit und eben als tierisch anzusehender Dummheit ist in der Welt einmalig. Ein Land von etwa 80 Millionen Einwohnern, dessen Gesamtbildungsniveau ständig sinkt, das immer mehr Zuzug von ungebildeten und Unausgebildeten erhält, das keine natürlichen eigenen Energiequellen besitzt bzw. die, die es hatte, stillegt und zumauert, das sich aus eigenen Flächen nicht einmal ernähren kann, das dann noch durch Informationsmanipulation und Politiker nach dem Abschalten der wichtigsten Energiequellen ruft, muß in Summa hochgradig verblödet sein.

Dieselbe Bevölkerung, die in fast einem halben Jahrhundert keinen ernsthaften Kernreaktorunfall verzeichnen mußte, nimmt jedes Jahr die Größenordnung von 10000 Verkehrstoten gleichmütig zur Kenntnis; ebenso eine immense Zahl von Toten und unheilbar Kranken durch Suchtmittel wie Nikotin Alkohol und sonstige Drogen; ebenso eine steigende Kriminalität mit zahlreichen Mordopfern. Kollektive Angst gegen solche Dinge ist unbekannt oder sehr wenig ausgeprägt. Angst als Gefühlszustand, der Lebensbeeinträchtigung oder Lebensbedrohung vermittelt, deren Ursachen und Folgen sind in einem gerade heute lesenswerten Artikel von Kurt Reumann in der Frankfurter Allgemeinen Zeitung vom 5.9. 1981 unter "Unsere Angstgesellschaft" zusammengefaßt. Dort wird auch die Behauptung wiedergegeben, daß nur Anhänger einer wohlbekannten Sekte überleben würden, weil nur sie sich gegen radioaktive Strahlen zu immunisieren verstünden. Unter "German Angst" sind im Netz zahlreiche Einträge und Bücher, auch aus anderen Ländern, zu finden. Kann man dies alles anders als heuchlerisch und dumm nennen ? Und: Qui bono ?

Im übrigen wird mit der Abschaffung der eigenen Kernkraftwerke der Bau fremder AKW´s gefördert, sogar finanziert, die im Ausland (grenznah !) gebaut werden und nicht mehr unserer Kontrolle, unseren Sicherheits- und insbesondere Melde-Standards unterliegen. Zukunftsszenarien für ein solches Land sind so verheerend, daß sie in der Öffentlichkeit nicht bekannt sind; wer sucht, kann sie in einschlägigen Institutionen wie dem Club of Rome u. a. finden. Wo bleibt der "Aufstand der Vernünftigen"? Schließlich ist auch unsere Sonne, die "sanfte Energie", ein gigantisches Kernkraftwerk und deckt uns u.a. auch mit durchaus lebensbeeinträchtigender Strahlung ein. Hier darf abermals auf Kurt Reumann (FAZ, 1981) hingewiesen und zitiert werden: "Die geistige Unsicherheit ist groß genug, um Sicherheit und Angst zu den Hauptthemen so manchen Wahlkampfs zu machen".

10.. Literatur

10.1 Demmig, F.; Harmsen, D.-M.; Saur, K.-F.: "Kernexplosionen und ihre Wirkungen" Fischer Bücherei 386, Fischer Bücherei Frankfurt/Main 1961

10.2 Eckert, Eberhard W.: "Structure and Energy in the Development Process of Society". Beitrag zu The 42nd Annual Conference of The International Society for the Systems Sciences. Generalthema "Sustainable Technology and Complex Ecological and Social Systems". Tagungsband/Abstract Book ISBN 0-9664183-1-X, Atlanta, Georgia, USA

10.3 Emendörfer, Dieter; Höcker, Karl-Heinz: "Theorie der Kernreaktoren"

10.4 Faßbender, Heinrich, Professor Dr., Technische Universität Berlin, Vorlesungen "Strahlungsmeßgeräte"

10.5 Faßbender, Heinrich: Sonderdrucke von Veröffentlichungen über Strahlungsmeßgeräte der Frieseke & Höpfner GmbH, 1950-1956

10.6 Grupen, Claus: "Grundkurs Strahlenschutz; Praxiswissen für den Umgang mit radioaktiven Stoffen". Verlag Springer, Berlin 2008

10.7 Höcker, Karl-Heinz: "Lexikon der Kern-Reaktortechnik"

10.8 Höcker, Karl-Heinz, Professor Dr., Universität Stuttgart, Vorlesungen "Kernexplosionen und ihre Wirkung"

10.9 Kluge, Werner, Professor Dr., Universität Stuttgart, Vorlesungen   "Atomphysik"

10.10 Koczy, Dr.-Ing.; Klingmüller, Dipl.-Ing.: "Handbuch der ABC-Schutztechnik" Verlag ziviler Luftschutz, Dr. Ebeling KG, Koblenz-Neuendorf, 1963

10.11 Luiz, Thomas; Lackner, Christian K.; Peter, Hanno; Schmidt, Jörg: "Medizinische Gefahrenabwehr: Katastrophenmedizin und Krisenmanagement im Bevölkerungsschutz".   Urban & Fischer Verlag/Elsevier GmbH 2009

10.12 "Pschyrembel Klinisches Wörterbuch", Verlag Walter de Gruyter, Berlin u. a., fortlaufende Neuausgaben

10.13 Reumann, Kurt: "Unsere Angstgesellschaft. Die Sicherheiten des Glaubens und der Arbeit gehen verloren"   Frankfurter Allgemeine Zeitung, Samstag, 5. September 1981; Rubrik Bilder und Zeiten

10.14 Schulten, Rudolf; Güth, Wernfried: "Reaktorphysik I", "Reaktorphysik II", BI-Hochschultaschenbücher Bibliographisches Institut Mannheim, 1960

10.15 Strigel, Berthold, Professor Dr., Technische Universität Berlin, Vorlesungen "Atomkraftwerke"

11. Hinweise

11.1 "Katastrophenmedizin. Leitfaden für die ärztliche Versorgung im Katastrophenfall" Hrsg. Der Bundesminister des Inneren, Bonn 1981

11.2 Buch "Effects of Atomic Weapons", 1. Aufl. 1957 GPO, Military Books, s. a. home.earthlink.net/-military books

11.3 Internationale Atomenergie Agentur (IAEA) Unterlagen und Weltnetz/Internet www.iaea.org/ ; Internationale Störfallskala INES

11.4 Bundesamt für Strahlenschutz, Unterlagen und Weltnetz/Internet; www.bfs.de

Das BfS ist die zuständige Behörde bei Fragen zum Schutz vor ionisierender (und nichtionisierender) Strahlung. Das BfS betreibt ein Meßnetz mit weit über 1000 Meßsonden zur Messung der Luftstrahlung, http://odlinfo.bfs.de Fragen der Personendosimetrie, amtliche Personendosisfeststellung gemäß StrlSchV und RöV.

11.5 Weltgesundheitsorganisation (WHO), Genf, auch Katalog der Krankheiten (ICD)

11.6 Deutsches Atomforum, INFORUM Verlags- und Verwaltungsgesellschaft mbH, 10115 Berlin; www.kernenergie.de

11.7 Gesellschaft für Anlagen- und Reaktorsicherheit GRS, 50667 Köln, www.grs.de Technisch-wissenschaftliche Expertisen

11.8 Gesellschaft für Schwerionenforschung, Darmstadt (innovative medizinische Anwendungen und Forschung)

11.9 Heilbäder-Heilanzeigen für radioaktive Behandlungen (z. B. Radon). Heilbäderverwaltungen und Heilbäderverband Bonn.

11.10 Gesetzgebung bezüglich Atomenergie, radioaktiver Strahlung usw. nebst Verordnungen (z. B. Strahlenschutzverordnung StrlSchV; Röntgenverordnung RöV, Atomgesetz)

11.11 Berufsgenossenschaften, Unfallverhütungsvorschriften, Gesundheitsschutz, Unfalluntersuchungen

11.12 Technisches Hilfswerk, Vorsorge für Hilfeleistungen und Ausrüstung für Einsätze mit Strahlenbelastung, Katastrophenhilfe

11.13 Feuerwehren, Ausrüstung und Maßnahmen bei Strahlenbelastung

11.14 Bundeswehr, ABC-Ausrüstung und Einsatz; Sanität: Ärztliche Maßnahmen bei radioaktiver Verstrahlung von Personen

11.15 Fachliteratur und Belastungstabellen zur Strahlenbelastung in Luftfahrtmedizin- und Raumfahrtmedizin-Literatur

11.16 In der Vergangenheit ging man mit radioaktiven Belastungen und Strahlenbelastungen großzügiger um, zu erwähnen sind selbstleuchtende Zeiger, Zifferblätter, Skalen, Rauch- und Feuermelder, Füllstandsmeßsysteme, Markierverfahren, Tritium-Leuchten (GTLQ), ...

11.17 Die Kriminalgeschichte kennt einige Verbrechen mit Hilfe von Radioaktivität und ionisierender Strahlung, z. B. den Mord an Alexander Litwinenko, der am 06. 12. 2006 in London starb, vergiftet mit Po210 im Tee. (Was ist mit Kriegsverbrechen durch Kernwaffeneinsatz gegen Zivilisten; Verwendung von durchschlagsstarken Geschossen aus abgereichertem Uran und anderen, nicht allgemein kommunizierten Anwendungen ?)

11.18. "Die 10 Grundsätze der Elektrophysiologie" erhältlich beim Verfasser

11.19 "Strahlenphysik. Grenzwerte der jährlichen Äquivalentdosis in cSv im Zeitverlauf" Folie 140 (beim Verfasser)

11.20 Internationale Kommission Radiologischer Schutz/International Commission on Radiological Protection (ICRP)

11.21 Weltnetz/Internet unter "Kernenergie", "Kernenergieantrieb" (Schiffe u. a.)

11.22 http://de.wikipedia.org/wiki/Atom-U-Boot

11.23 Deutsche Normen, DIN-Normen zur Strahlenphysik/Radiologischen Technik; Klinischen Dosimetrie (Röntgen-, Gamma- und Elektronenstrahlung); Dosisgrößen und Dosiseinheiten

11.24 Physikalisch-Technische Bundesanstalt (PTB), Braunschweig

11.25 Internationale Kommission für Strahlungseinheiten und Messung/International Commission on Radiation Units and Measurement, ICRU. Eine StandardisierungsGruppe des Internationalen Kongreß für Radiologie/International Congress of Radiology, ICR

11.26 Internationale Strahlungskommission/International Radiation Commission   Forschung zur Atmosphärenstrahlung

11.27 Dosimetrische Größen und Einheiten (s. Siemens Technische Tabellen, Größen, Formeln, Begriffe) zu: Energiedosis D;   Ionendosis J; Standard-Ionendosis J_s; Kammer-Gleichgewicht-Ionendosis J_a; Hohlraum-Ionendosis J_c;   Äquivalentdosis   Dq;   Körperdosis;   Personendosis;   Ortsdosis; Kenndosisleistung;   Spezifische Gammastrahlenkonstante

11.28 Fachmessen für technische und medizinische Nukleartechnik, Strahlennutzung, Strahlenschutz

11.29 Hersteller von Komponenten und Systemen für technische und medizinische Nukleartechnik,

11

Strahlennutzung, Strahlenschutz, Entsorgung, Sicherheitstechnik (z.b. Taschenradiometer, Ortsdosismeter, Umgebungsäquivalentdosisfeststellung, Umgebungsäquivalentdosisleistungfeststellung, Richtungsäquivalentdosis, Richtungsäquivalentdosisleistung usw.

11.30 Atomkraftwerke, Anzahl (vgl. World Nuclear Association). Europa (3/2011): Etwa 93 AKW's mit 196 Reaktoren. Welt: Etwa 443 Reaktoren in Betrieb

11.31 Brockhaus Enzyklopädie

11.32 Roche Lexikon Medizin, Auflagen 1 ...5, Elsevier, Urban & Vogel

11.33 Personendosimeter, Filmdosimeter, Strahlenmeßplakette u. a. nebst Auswertung, Endlagerung: Helmholtz-Zentrum München, www.helmholtz-muenchen.de/awst

11.34 "Globales Bevölkerungswachstum und Anstieg des Ebergiebedarfs bis 2100" Vortrag von Dr. Michael Klimke, DLR NE-PE-MT 51170 Köln und private Mitteilung (XCVI/2)

11.35 Auch ein Blitzschlag (Hochspannungs-Elektrounfall) kann in gewisser Weise als Analogie dienen. Dabei ist die absorbierte Energie für die Schwere des Unfalls beziehungsweise die Wahrscheinlichkeit des Überlebens maßgebend. Bei vom Körper absorbierter Energie von 5 Joule (=0,02 Wh) sterben 10 ... 50 % der Betroffenen.

11.36 Kobalt-60 gamma-Strahlungsanlage zur Vernichtung schädlicher Mikroorganismen. Bestrahlung z. B. von Samen, Gemüsen, Früchten, Fleisch- und Fischprodukten, Geflügel; Sterilisation in Biologie und Medizin (z. B. VVEO Techsnabexport, Moskau).

11.37 Bundesverband der Energie- und Wasserwirtschaft (BDEW)

11.38 Forum Netztechnik/Netzbetrieb (FNN) im Verband der Elektrotechnik, Elektronik, ind Informationstechnik (FNN-VDE)

11.39 "Liste meldepflichtiger Ereignisse in deutschen Atomkraftwerken". Eine im Vergleich zu anderen Anlagen sehr stringente Meldepflicht und Überwachung. Da auch Ereignisse gemeldet werden müssen, die keine oder keine nennenswerte Gefahr bedeuten, kann die entsprechend umfangreiche Liste auch zur Angstmache mißbraucht werden.

11.40 Europäische Atomgemeinschaft (EURATOM), Luxemburg

11.41 Institut für Radiologie der Bundeswehr (InstRadioBw), Forschung zur Strahlenmedizin

11.42 Verfahren der Fehler Modi und -Effekte Analyse (FMEA) zur Darstellung von möglichen Fehlern und ihrer Auswirkungen in Systemen und Umwelt sowie Ermittlung von Ausfallmechanismen und Zuverlässigkeitskenngrößen

Nachwort

Dem Verfasser ist bereits Technologiebegeisterung für Kernenergie vorgeworfen worden. Er darf in aller Bescheidenheit daran erinnern, daß er

-in den frühen 1970er Jahren beruflich und privat mit Solarenergie befaßt war,

-in den Jahren 1974...1977 mehrere Schutzrechte beim Deutschen Patentamt zur großflächigen und landschaftsbildverträglichen Gewinnung von Solarenergie angemeldet hat,

-diese Möglichkeiten seinerzeit Bundesverbänden wie dem für Montagebau und Fertighäuser und vielen Firmen vorgestellt wurden,

-zu Solarenergie in den 1970er/80er-Jahren Vorträge vor Volkshochschulen u. a. gehalten hat,

-eine 1:1-Modellanlage in einem Wohnhausneubau errichtete, die ein Mieter durch systematischen Beschuß zerstörte. Die Polizei vermochte den Täter, der im Haus wohnte und mit einer Schußwaffe umging, nicht zu ermitteln,

-einen zusammenfassenden Artikel in der Zeitschrift des Bundesverbandes Ziegelindustrie "ZI International" 11/1977 veröffentlichte

-in den 1980er-Jahren einen Verbesserungsvorschlag zu kombinierter Wärmedämmung und Solarenergienutzung bei dem Bundesministerium mit dem größten Liegenschaftsbesitz einreichte, der aber sehr herablassend abgelehnt wurde.